AF336793

DE LA

SALUBRITÉ DE L'AIR

DE

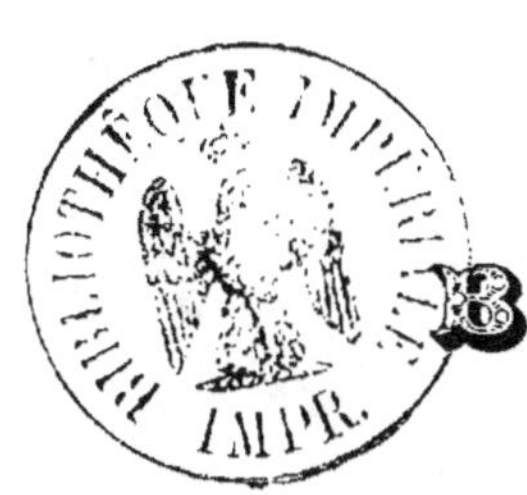

BERRE.

Par

François GIBOUS.

AIX,

TYPOGRAPHIE NICOT, SUR LE COURS, 55.

1862.

I.

Le Dictionnaire de l'Académie Française attribue à la petite ville de Berre, la réputation d'être entourée d'un *air malsain*. Après m'être concerté avec l'Autorité Municipale de cette ville, croyant accomplir un devoir imposé par la vérité, la justice, et par l'amour que je porte à mon pays natal, j'ai adressé à M. le Directeur de l'Académie Française, une lettre que l'on trouvera ci-jointe, et contenant diverses explications et preuves sur cette malencontreuse qualification du Dictionnaire, au mot *Berre* et qui heurte si fort les intérêts de mon pays, j'ai prié M. le Directeur de communiquer la présente lettre à l'honorable Académie, afin que celle-ci voulût bien prendre en considération la réclamation que j'ai cru devoir faire et veiller à la suppression, dans une prochaine édition de son Dictionnaire, de ce triste qualificatif d'*air malsain* attribué à la ville de Berre.

Des amis, quelques parents m'ont engagé à publier cette lettre, et m'ont eux-mêmes présenté des considérations et des preuves que je suis heureux d'ajouter à celles que j'avais déjà présentées.

Mon intention n'est pas de venir ici exposer avec ostentation des idées que des personnes plus instruites que moi présenteraient avec plus de talent et d'autorité.

Je viens tout simplement exposer une question, qui intéresse mes concitoyens, les localités circonvoisines, tous ceux qui sont en relation avec mon pays et moi avec eux.

Je regrette que quelque compatriote plus âgé que moi et dont la plume serait plus exercée que la mienne, n'ait pas eu l'idée de s'emparer de cet intéressant sujet.

C'est ce qu'à défaut de mieux, que l'on permette ce premier essai d'une plume encore chancelante mais droite et mûre par les meilleures intentions.

Quiconque voudra bien me lire, excusera les grandes imperfections de mon œuvre, et s'il a plus de savoir et d'habileté, son indulgence n'en sera que plus grande.

II.

Berre est une petite ville située sur les bords de l'étang qui porte son nom, et sur lequel le projet d'une rade maritime a été l'année dernière et est actuellement en l'état d'étude. Cette rade, dit-on, aurait autant d'importance que celle de Toulon même , et après l'ouverture d'un débouché au vaste étang de Berre, la marine de Toulon trouverait à l'avenir, sur les bords de cet étang, d'importantes ressources pour les besoins de la flotte. — Mais laissons pour le moment ce grand projet à part, car il n'entre point dans le corps principal de notre sujet.

Il y a un demi-siècle, la ville de Berre était entourée de nombreux marais, qui, exhalant des odeurs pestilentielles , rendaient l'air malsain et causaient des fièvres d'accès dans la ville ; mais une partie de ces marais fut donnée à dessécher à **M**. de Gordes, dans une convention faite entre la ville et ce dernier, et dont l'original se trouve dans les archives de la Mairie.

Les conditions étaient que la ville de Berre cédait à M. de Gordes, tous les marais qui se trouvaient au Sud-Est ; mais qu'en échange celui-ci s'obligeait à les faire dessécher à ses propres frais.

M. de Gordes a accompli loyalement son obligation. Les marais du Sud-Est n'existent plus, au contraire ce sont de vastes prairies ou bien de grandes plantations.

Les marais du Nord-Ouest n'existent plus aussi, car ils ont été transformés en des bassins pour les salines, contenant des eaux fortes du plus haut degré.

Donc il n'existe plus de marais à Berre.

Mais nous dira-t-on, n'avez-vous pas un étang et ses eanx à un degré et huit dixièmes, ne rendent-elles pas l'air malsain.

Oui cela est vrai, comme nous venons de le dire plus haut, nous avons un étang, mais vous ignorez que des eaux de sources se jettent dans cet étang et en diminuent la saturation, et quand bien même il n'en serait point ainsi, la saturation seule rend l'air plus sain encore.

Il ressort de ces preuves une chose : c'est que lorsque la ville de Berre était entourée d'un *air malsain,* et la population entière attaquée de nombreuses fièvres, qui quelquefois même étaient épidémiques, aucun des autres maux n'avait accès auprès des habitants, mais actuellement depuis la disparition complète des fièvres d'accès, cette ville est susceptible de recevoir tous les maux qui se sont échappés de la boîte fatale et répandus dans le globe entier. Ce qui donne lieu à ce proverbe du poète, que l'on appliquait à ceux qui, pour éviter un mal, tombaient dans un pire :

Incidit in Scyllam qui vult vitare Charibdim.

A celà nous ne pensons pas inutile d'ajouter ici, le résumé des nouvelles précautions prises par l'autorité administrative et qui ont concouru à la salubrité de l'air de Berre.

L'écoulement des eaux du quartier du Drignon, qui autrefois étaient stagnantes, et de celles de la fontaine dite de la *République*, le pavage annuel des rues, la défense expresse de déposer des ordures le long des murs et places publiques et l'enlèvement chaque semaine des immondices entassées dans les rues.

Nous reconnaissons qu'autrefois l'air de Berre était malsain, mais qu'actuellement il ne l'est plus, vu le dessèchement et la transformation des marais, les nouvelles précautions prises par l'autorité administrative, l'arrivée de plusieurs personnes venues dans le but de prendre des bains de mer et de fortifier leur santé affaiblie, vu la diminution du nombre des décès, vu qu'autrefois des familles entières étaient atteintes des fièvres d'accès, qui quelquefois même étaient épidémiques ; mais actuellement l'air est sain, le ciel est pur, tout est calme à Berre, et les habitants de cette paisible et charmante cité, dont la vie était moyenne il y a un siècle, vivent actuellement de longues années, même en compte-t-on plusieurs de 86 ans qui se conservent en bonne santé.

Concluons donc :

1° Que l'air de Berre n'est plus malsain ;

2° Que cette réputation ne devrait plus exister ;

3° Afin que cette réputation n'existe plus, il suffit à l'honorable Académie Française, de vouloir bien prendre en considération la réclamation que j'ai cru devoir faire et veiller à la suppression, dans une prochaine édition de son Dictionnaire, de ce triste qualificatif d'*air malsain* attribué à la ville de Berre.

Lettre adressée a M. le Directeur de l'Académie Française.

Monsieur le Directeur ,

Nous avons l'honneur de vous adresser diverses explications et preuves sur une malencontreuse qualification du Dictionnaire de l'Académie Française au mot *Berre* et qui heurte si fort les intérêts de notre ville.

Voici en quels termes s'exprime ce Dictionnaire :

« Berre , p. v. (Bouches-du-Rhône) et canton , sur l'étang du même nom, arr. 5 l. O. k. S. Aix. Bureau de poste. (1,800 h.) *Air malsain ,* salines , olives,

Nous ne pouvions, il a 50 ans, nier ce fait ; car le petit étang du Drignon situé même à côté du pays, et dont les eaux insalubres alors infectant l'air, causaient des fièvres d'accès dans notre ville.

A la vérité c'était étrange de voir des familles entières atteintes de ce mal, dont chacun s'efforçait de se préserver et dont personne ne pouvait y réussir.

On ignore, sans doute, la transformation de l'étang du Drignon, pourtant un grand nombre d'années s'est écoulé depuis. Eh bien ! faisons ce simple raisonnement. Ce qui rendait l'air de Berre malsain :

C'était que chaque année à l'époque de la belle saison d'été, les eaux de l'étang du Drignon se retiraient et une grande quantité de poissons dépourvus d'eau, se corrompaient et rendaient l'air insalubre, mais cet étang a été transformé, depuis 30 ans, en un vaste bassin pour les salines contenant des eaux fortes du plus haut degré ; c'était les marais du Sud-Est, qui, exhalant des odeurs pestilentielles, rendaient l'air malsain et causaient des fièvres d'accès dans notre ville ; mais ces marais ont été desséchés, et de cette manière, l'air est devenu sain et les fièvres ont disparu complètement ; même ajouterions-nous, quoique cet air ne soit pas à comparer à celui d'Hyères et de Nice, pourtant il serait admissible pour fortifier des santés faibles, puisqu'il y a à peine quelques années, des familles italiennes sont venues dans le but de fortifier leur santé affaiblie.

Quoique le Dictionnaire de l'Académie Française contienne le mot d'*air malsain* sous le nom de Berre, il est de fait que nous pouvons constater aujourd'hui d'une manière officielle que l'air est parfaitement assaini, vu la diminution du nombre des décès, et outre cela en citant à l'appui les chiffres officiels de l'état progressif de l'augmentation de la population ; ainsi par exemple, nous

ne citerons seulement que le recensement quinquennal de
1856 qui s'élevait à. . . . . 1931 h.

En le comparant à celui de 1861 qui
s'est élevé à. . . . . 2091 h.

Augmentation. . . . . 160 h.

Ce peut être un fait de moralité publique ou bien
d'émigration ; mais en conséquence nous ne concluons
pas moins de là que la population de Berre s'est aug-
mentée de 160 habitants et que cet état de malaise
qui pesait sur la réputation de notre ville n'existe plus,
puisque nous pouvons compter qu'elle possède actuellement plusieurs fabriques de produits chimiques, de
chapellerie, une usine d'huilerie et autres, etc., elle possède encore de riches et vastes salines dont la super-
ficie de terrain est de 300 hectares environ, qui produisent
chaque année en moyenne 22,000 tonnes de sel marin, et
outre cela elle est susceptible à l'époque de l'extraction
des sels, d'occuper de trois à quatre cents ouvriers
presque tous étrangers à la localité ; ensuite sans compter
le terroir vaste et fertile de l'exploitation duquel les bras
ne peuvent être soustraits, ni le grand étang sur les
bords duquel la ville est située et qui est également
une source de prospérité pour le pays,

Nous sommes convaincus que si le mot d'*air malsain*
attribué à la ville de Berre, venait à être supprimé dans
le Dictionnaire de l'Académie, il en résulterait que vous
donneriez une nouvelle vie à cette petite ville, et un projet
nouveau viendrait seconder vos efforts : nous voulons

parler de la rade maritime sur l'étang de Berre, qui est actuellement en l'état d'étude. C'est pourquoi il serait agréable et avantageux aux Berrois, que l'honorable Académie voulût bien prendre en considération la réclamation que nous avons cru devoir faire, et veiller à la suppression, dans une prochaine édition de son Dictionnaire, de ce triste qualificatif d'*air malsain* attribué à la ville de Berre.

Nous pensons, Monsieur le Directeur, que vous accorderez bon accueil à notre demande.

Pour affirmer ce que nous avançons, l'autorité de la ville de Berre a légalisé la présente lettre.

Daignez agréer, Monsieur le Directeur, l'hommage de mon profond et dévoué respect,

Avec lequel j'ai l'honneur d'être,

Monsieur le Directeur,

Votre très humble et très obéissant serviteur,

Français GIBOUS.

Berre, le 10 août 1862.

P. S. — Monsieur le Directeur, j'ai l'honneur de vous prier de communiquer la présente lettre à l'honorable Académie, afin que celle-ci veuille bien prendre en considération la réclamation que j'ai cru devoir faire et veiller à la suppression, dans une prochaine édition de son Dictionnaire, du mot en question.

Vu pour la légalisation de la signature de M. François GIBOUS.

Berre, le 10 août 1862.

Le Maire de Berre,

Signé : LAVEIRARIÉ.

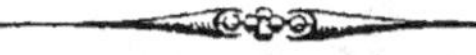

III.

Nous ne doutons pas un seul instant que l'Académie Française ait compris notre demande , et nous pensons qu'après l'examen sérieux des preuves, elle voudra bien accéder au désir et aux vœux de la population Berroise.

Sans doute , cette suppression du mot d'*air malsain,* hâterait les projets, d'ouverture d'un débouché au vaste étang de Berre et de la rade maritime sur le même étang, qui sont actuellement en l'état d'étude. Le premier de ces projets avait été pris en considération à la chambre des Députés en 1844 ; mais quelques objections furent faites sur l'insalubrité des bords de cet étang, et M. le comte d'Angeville, dans un rapport sur le projet de loi relatif à l'amélioration des ports , présenté la même année à la chambre des députés , en repoussant cette allégation d'insalubrité, disait :

« Ce rapprochement nous dispense de plus longues recherches, et ceux qui ont vu la robuste population des pêcheurs qui bordent l'étang de Berre, *sans excepter cette dernière ville*, auraient, en effet, peine à comprendre que le pays qui produit de pareils hommes, laissât quelque chose à désirer sous le rapport de la salubrité. »

Après cela, nous n'avons rien autre à ajouter, si ce n'est d'attendre en patience, l'apparition d'une prochaine édition du Dictionnaire de l'Académie Française.

Aix. Typ. Nicot.

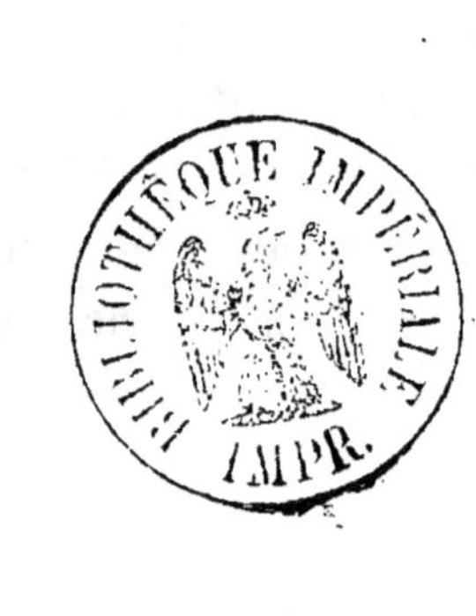